TU MANUAL DE SALUD

*Todo lo que necesitas saber para prevenir enfermedades,
tener una vida plena, sana y equilibrada*

DR. JAY TORRES

TU MANUAL DE SALUD,
todo lo que necesitas saber para
prevenir enfermedades, tener una vida
plena, sana y equilibrada

es una obra editorial original de
Dr. Jay Torres

Abril 2023

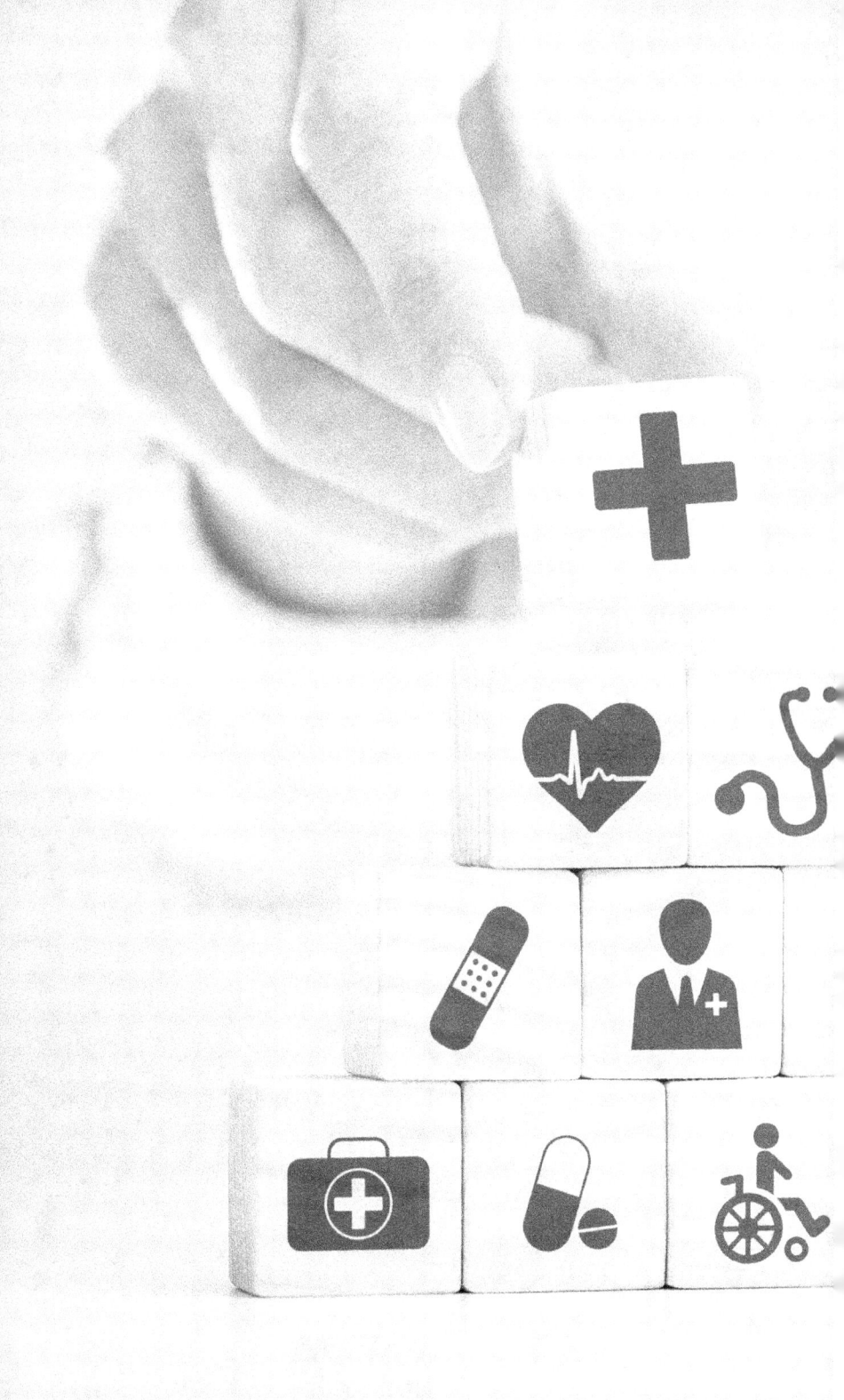

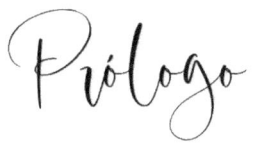

Prólogo

¡El mundo cambió en el 2020 con la pandemia! Y fue entonces cuando todos nos dimos cuenta de lo importante que es cuidar nuestra salud. El Doctor Jay Torres, quien ya estaba haciendo una labor muy valiosa en la comunidad a través de la medicina preventiva, se convirtió en una luz para muchas personas afectadas por diferentes enfermedades en medio de la crisis. No solo por el virus COVID-19, sino también por otras enfermedades que tuvimos que tratar en casa por el colapso de los hospitales y el miedo a contagiarnos. Y es así como los remedios caseros, las costumbres de las abuelas y la medicina natural volvieron a resurgir.

Por eso, cuidar nuestra salud se volvió muy importante y el Doctor Jay Torres, con su experiencia en medicina tradicional, su conocimiento científico y sus investigaciones sobre medicina natural, se volvió muy popular en el área de la salud. A través de sus programas radiales, de televisión y redes sociales, nos ha enseñado cómo funciona nuestro cuerpo de manera sencilla y fácil de entender.

El Manual de Salud del Dr. Jay Torres es un libro que te da muchos consejos para tratar problemas de salud en casa, desde un dolor de espalda hasta un cólico infantil. Es una herramienta muy útil en momentos difíciles y también te enseña cómo prevenir enfermedades. El autor te dice con responsabilidad cuándo es necesario visitar un hospital y cuándo necesitas un tratamiento médico.

Este libro es un recurso invaluable para tener en casa y heredar de generación en generación. Te ayuda a vivir mejor y a ser agradecido

Fabiola Romero
Autora y Personalidad Radial

Introducción

Este libro ha sido escrito con el objetivo de proporcionar alivio a personas y familias que sufren algún tipo de afección en momentos en los que no pueden acudir a un centro médico. Como médico familiar con una amplia experiencia, especialmente en el campo de la pediatría, he observado que la mayoría de los problemas se presentan por la noche, cuando el médico de cabecera no está disponible y las farmacias están cerradas. En estas situaciones, muchas personas recurren a los consejos de sus abuelas o madres experimentadas, o incluso a su intuición maternal, con el fin de aliviar los síntomas de sus hijos o de otros adultos afectados.

En la actualidad, muchas personas evitan acudir a las salas de emergencia debido a las largas esperas, el tratamiento paliativo que se les suele proporcionar y la posibilidad de recibir facturas elevadas que pueden afectar seriamente su economía. Cada uno de los consejos que se ofrecen en este libro puede proporcionar un alivio temporal hasta que se pueda acudir a un médico o centro de atención médica. Si la persona empeora, es necesario acudir a la sala de emergencias o llamar a una ambulancia.

Mi deseo es que este **Manual de Salud** sea útil para toda la familia y proporcione alivio a cualquier afección que puedan padecer. Además, pretendo educar a las personas sobre cómo cuidar su cuerpo, que es una creación maravillosa de Dios y que tiene la capacidad de sanarse y recuperarse de cualquier enfermedad cuando se mantiene en óptimas condiciones.

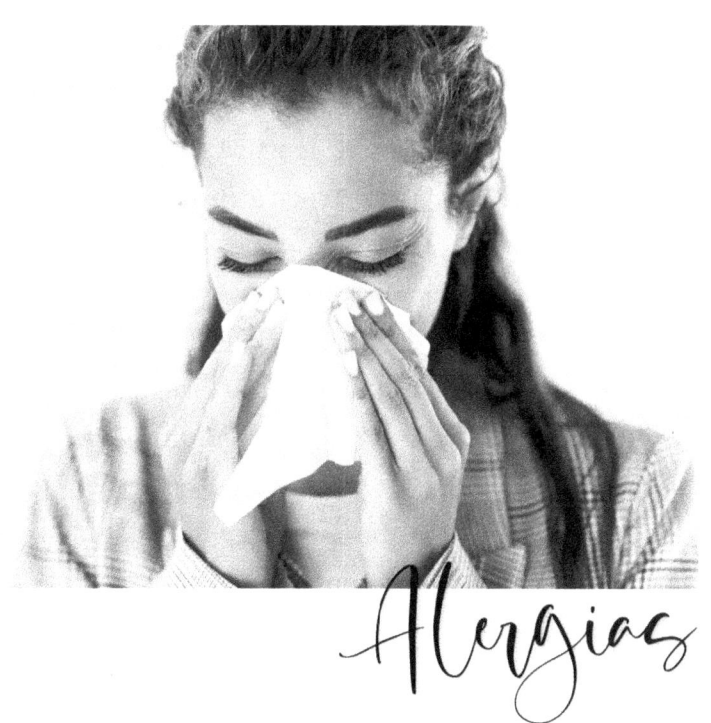

Alergias

Las reacciones alérgicas pueden ser peligrosas e inesperadas. ¿Qué debemos hacer si experimentamos una alergia? En primer lugar, debemos saber que las alergias pueden ser causadas por la inhalación de sustancias, la ingesta de alimentos y plantas, la presencia de animales, y con mayor frecuencia, por medicamentos o fármacos. Los síntomas pueden variar desde problemas cutáneos como urticaria, enrojecimiento y picazón, hasta dificultades respiratorias como asma, rinitis y estornudos, dependiendo de la persona y de cómo reaccione su cuerpo.

Ante una emergencia alérgica, lo primero que debemos hacer es buscar un antihistamínico. ¿Cuáles son algunos de estos antihistamínicos? El más recomendado es el Benadryl líquido, también conocido como "Children's Benadryl" o Difenhidramina, que actúa rápidamente y muy pocas personas son alérgicas a él. Aunque hay otros tipos de antihistamínicos disponibles, si se sabe que se es alérgico a algo, como el yodo presente en mariscos y mango, se debe tener a mano algún tipo de antiinflamatorio, como la Prednisona, para reacciones más graves. Si el problema es respiratorio, se pueden usar inhaladores.

Es importante tener en cuenta que la mayoría de las reacciones alérgicas son a nivel cutáneo, pero algunas pueden ser a nivel respiratorio y causar graves consecuencias, incluso la muerte.

Si se sabe que se es alérgico a algo como el maní o la piña, se debe tener siempre a mano un EpiPen, que es una inyección de Epinefrina, para aliviar rápidamente la dificultad respiratoria. En caso de picaduras de animales u otras cosas, se puede tomar Benadryl o aplicar una crema de cortisona.

En resumen, las alergias pueden ser impredecibles y peligrosas. Es importante estar preparados para reacciones alérgicas y tener a mano los medicamentos necesarios para evitar complicaciones graves.

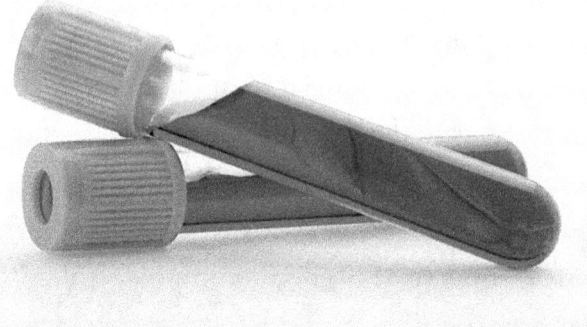

Anemia

La anemia se produce cuando hay una insuficiente cantidad de glóbulos rojos en la sangre para transportar el oxígeno. El oxígeno es esencial para el funcionamiento de los órganos vitales como el cerebro y el corazón. La sangre bombeada desde los pulmones llena los glóbulos rojos de oxígeno y los distribuye por el cuerpo a todas las células que tienen un núcleo.

Existen cuatro tipos de anemia, que se clasifican según el tamaño y la forma de los glóbulos rojos. La anemia normocítica es la que se produce por la pérdida de sangre. La anemia microcítica, por su parte, se produce por la falta de hierro o de otros suplementos necesarios para el organismo. La hemoglobina es una sustancia que forma la proteína globina y el hierro, y que da color rojo a los glóbulos rojos.

Las deficiencias de vitamina B12 y ácido fólico producen una anemia macrocítica, la cual se caracteriza por una célula grande que no es capaz de transportar el oxígeno necesario.

Los síntomas de la anemia incluyen la palidez, cansancio, falta de energía, uñas quebradizas y manos y pies fríos. Si se presentan estos síntomas, se recomienda acudir al médico para un examen de sangre, que permita determinar la causa de la anemia.

Entre las causas de la anemia se encuentran la falta de alimentación adecuada, enfermedades del sistema inmunológico, infecciones y malignidades.

En conclusión, la anemia es una afección que puede afectar el funcionamiento del cuerpo y se deben tomar medidas para evitarla o tratarla adecuadamente.

Tipos de Anemias:

Los tipos de anemia son cuatro, todos van por el tamaño y la forma de los glóbulos rojos que se llaman hematíes. No todos los tipos de anemia se clasifican en función del tamaño y la forma de los glóbulos rojos (hematíes). De hecho, existen varios tipos de anemia que se pueden clasificar por diferentes criterios, como la causa subyacente de la anemia, la cantidad de glóbulos rojos presentes en la sangre, la cantidad de hemoglobina presente en los glóbulos rojos, entre otros.

Sin embargo, es cierto que existe una clasificación de anemias que se basa en el tamaño y la forma de los glóbulos rojos, que se conoce como anemias microcíticas, normocíticas y macrocíticas. Esta clasificación se basa en el volumen corpuscular medio (VCM), que es una medida de la cantidad de hemoglobina y tamaño de los glóbulos rojos.

Las anemias microcíticas se caracterizan por glóbulos rojos pequeños y con menor cantidad de hemoglobina, mientras que las anemias macrocíticas se caracterizan por glóbulos rojos grandes y con mayor cantidad de hemoglobina. Las anemias normocíticas se refieren a un tamaño y cantidad de hemoglobina normal de los glóbulos rojos, pero con una cantidad reducida de estos en la sangre.

Es importante destacar que no todas las anemias se pueden clasificar en estas categorías, y que la clasificación puede variar dependiendo del criterio que se utilice.

Causas de la Anemia:

Hablamos de dos tipos de anemia. Una de ellas que es la pérdida de sangre y la falta de hierro y otras sustancias como el ácido fólico. Después existen otros tipos de deficiencias que producen una anemia macrocítica, las deficiencias de vitamina B12 y ácido fólico, hacen que haya una célula grande que no sea capaz de llevar el oxígeno que se necesita, aunque es una célula grande, uno diría que puede llevar más oxígeno, pero es todo lo contrario; una célula grande no es normal, por ende no realiza adecuadamente la función necesaria, entonces, en este caso se produce una anemia megaloblástica.

¿Cuáles son los síntomas de la anemia?

Los síntomas de la anemia son palidez, cansancio, o sea, falta de energía, esa palidez usted la puede ver en la cara, en la piel, en la conjuntiva de los ojos y en la boca, las encías y las mucosas de la boca, pero sobre todo, lo puede ver en la persona que tiene un color no saludable, tienen uñas quebradizas, las manos y los pies fríos y sobre todo, lo caracteriza el cansancio.

¿Qué tenemos que hacer?

Lo primero que tenemos que hacer es ir al médico, porque el médico va a ordenar un conteo de sangre donde va a ver, no solamente si la persona tiene anemia, sino que también tiene algún tipo de infección con los glóbulos blancos, o tiene una deficiencia de otro tipo de células, que son las plaquetas, las cuales tienen la función de prevenir los sangramientos, si tiene las plaquetas bajas, podrá tener sangramiento.

Las causas, son infección, otras causas como la falta de alimentación apropiada, también serían algunas enfermedades del sistema inmunológico y algunas malignidades que todas, c conllevan pérdida de sangre, por el consumo de la sangre de células anormales y sangramiento.

Todo esto es muy fácil de resolver, porque la mayor causa de anemia, como dije al principio, es sangramiento. En países subdesarrollados es por falta de alimentación.

Prevención:

Una alimentación apropiada con un buen balance de proteínas (25%) carbohidratos (55%) y grasas (20%).
Usar suplementos como Vitaminas y Minerales, con un balance. Es importante que busque información actualizada y productos de calidad, que no tengan tantos aditivos.

Haga un plan de ejercicios, hidratación adecuada bebiendo las cantidades de agua adecuadas a su peso y tamaño. Procure tener de 6 a 8 hrs de sueño y visita anual al médico para control.

Bursitis

La Bursitis es una inflamación de las coyunturas, específicamente hombros, codos, brazos, raramente puede pasar en la cintura o en las rodillas, pero estas son las áreas que comúnmente son afectadas.

La Bursitis es también una inflamación de una membrana que cubre el líquido que sirve para flexionar, para mantener los ligamentos y los músculos lubricados, esto sucede en personas de edad, en personas que han usado mucho, por ejemplo, sus hombros o sus codos, como los peloteros, los atletas o personas que trabajan usando mucho sus brazos.

Estas personas experimentan inflamación de la bursa, que es la membrana que se encuentra entre dos huesos, la cual, al estar inflamada, no puede lubricar bien y producir los líquidos que ella necesita para mantener estos ligamentos y tendones en buena función.

El dolor puede ser agonizante, un dolor fuerte y usualmente se alivia con reposo, con fisioterapia, como ultrasonido, también podemos hacerlo en la casa, aplicando hielo o calor. La combinación de ambos 15 o 20 minutos de calor, dejar descansar 10 o 15 minutos y poner hielo, esos cambios tienden a producir un relajamiento y una desinflamación de cualquier parte del organismo de tejidos blandos.

Se puede usar analgésicos tales como el Ibuprofeno, Acetaminofén. Para los que prefieren tratar estas condiciones con remedios naturales, podemos usar el árnica, también podemos usar colágeno, preferiblemente líquido en marcas que no tengan tantos aditivos químicos.

Existen además otro tipo de crema que sirva para el dolor como mentol, Los ungüentos como el "Hot Ice" y todos estos tipos de productos que se consiguen, pero principalmente el reposo es lo que puede ayudar a sanar esta condición.

Por casos de bursitis o artritis no hay que ir a la emergencia, no es necesario ir a una sala de urgencias y usualmente lo que tenemos es que esperar y si hacemos lo que se está recomendando, entre 4 y 6 semanas, todo esto desaparece y vuelve a aparecer cuando se vuelve a empezar a tener una vida muy activa.

La recurrencia de estos síntomas conllevaría visitar un médico para que prescriba radiografías que puedan mostrar la condición de las coyunturas y huesos y referirlos a un especialista si fuera necesario.

Prevención

Los ejercicios moderados ayudan a mantener la elasticidad en nuestro cuerpo, beneficiando las coyunturas y la salud de nuestra musculatura.
Existen suplementos que pueden ayudar también, aseo como el consumo de la vitamina B12 y el colágeno.

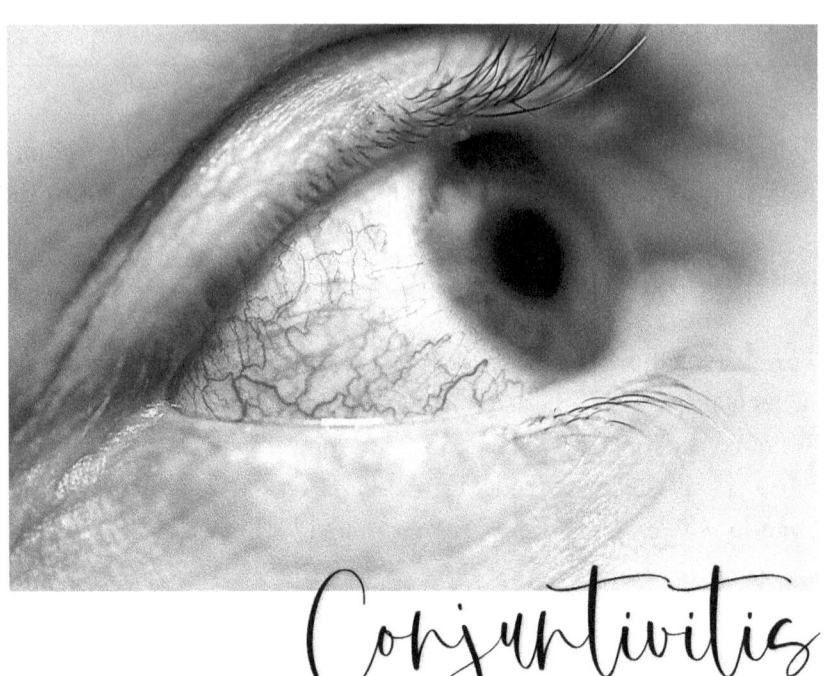

Conjuntivitis

La conjuntivitis puede ser causada por bacterias, virus o alergias, y cada tipo requiere un tratamiento diferente. Si sientes tu ojo rojo a las 5 de la tarde o te levantas con molestias como dolor, picazón o sequedad, es posible que estés infectado. Para tratarlo, lo primero que puedes hacer es aplicarte gotas oculares, conocidas como colirio. Evita usar un antibiótico que te hayan recetado previamente, ya que puede no ser efectivo contra la causa de la infección actual. En su lugar, lávate el ojo suavemente con agua y jabón sin perfume, enfocándote en las pestañas y el área exterior del ojo.

Si usas lentes de contacto, es posible que necesites tratamiento durante varios meses o incluso un año para asegurarte de que tu ojo sane por completo. Una ruptura en la córnea es un problema grave y debe ser evaluado y tratado por un profesional. Si no puedes obtener atención médica de inmediato, puedes intentar lavar el ojo con agua hervida y salada, y aplicar compresas frías con bolsas de té negro. Este remedio natural puede ayudar a aliviar la inflamación y el dolor en el ojo afectado.

Luego, aplica algo que te brinde alivio, como lágrimas artificiales o cualquier otro remedio que te funcione. Si el dolor es intenso o persistente, o si sientes que se empeora cuando abres el ojo o cuando estás expuesto al aire, es posible que tengas una lesión en la córnea. En este caso, es importante que busques atención médica inmediata para recibir tratamiento.

Tratamiento

Las conjuntivitis pueden ser de origen bacteriano, viral o alérgico, y el tratamiento adecuado para cada tipo puede variar.

Si experimentas síntomas como enrojecimiento, dolor, punzadas, sequedad o lagrimeo en un ojo, es posible que tengas una infección conjuntival. En primer lugar, se recomienda aplicar gotas oftálmicas o colirio para aliviar los síntomas. Es importante evitar el uso de antibióticos que no hayan sido prescritos específicamente para la causa de la infección. Para limpiar el ojo, se puede usar agua tibia y un jabón suave, evitando que el agua entre en contacto directo con el ojo. Además, se puede aplicar lágrimas artificiales para aliviar el malestar. Si experimentas un dolor intenso en el ojo, especialmente después de haberlo rascado, es importante buscar atención médica de inmediato, ya que puede haber una lesión en la córnea. En este caso, se puede aplicar un anestésico para aliviar el dolor y recibir tratamiento profesional para evitar complicaciones graves. Si no hay lesión en la córnea, se puede aplicar un fomento de agua salada tibia o usar una bolsita de té negro que se haya enfriado en el congelador. Este último es un remedio casero popular para aliviar los síntomas de la conjuntivitis. Es importante tener en cuenta que cualquier tipo de infección ocular debe ser evaluada por un profesional médico para determinar el tratamiento adecuado y prevenir complicaciones graves.

Prevención

Cuando se trata de la salud de nuestros ojos, es importante cuidarlos tanto como sea posible. Algunos de los suplementos más comunes para mantener una buena salud ocular son la vitamina A y una multivitamina diaria. Aunque la vitamina A se puede encontrar en muchos alimentos, a menudo se añade a las cosas líquidas como la leche para asegurar que los niños reciban suficiente calcio, vitamina A y vitamina D.

Por esta razón, la deficiencia de vitamina A es poco común, pero, cuando ocurre, puede causar una serie de problemas oculares. Como dice el refrán popular: "¿Has visto alguna vez un conejo usando gafas?". La vitamina A se encuentra en los vegetales, especialmente en la zanahoria. Así que, ¡agrega más zanahorias a tu dieta y cuida tus ojos de manera natural!

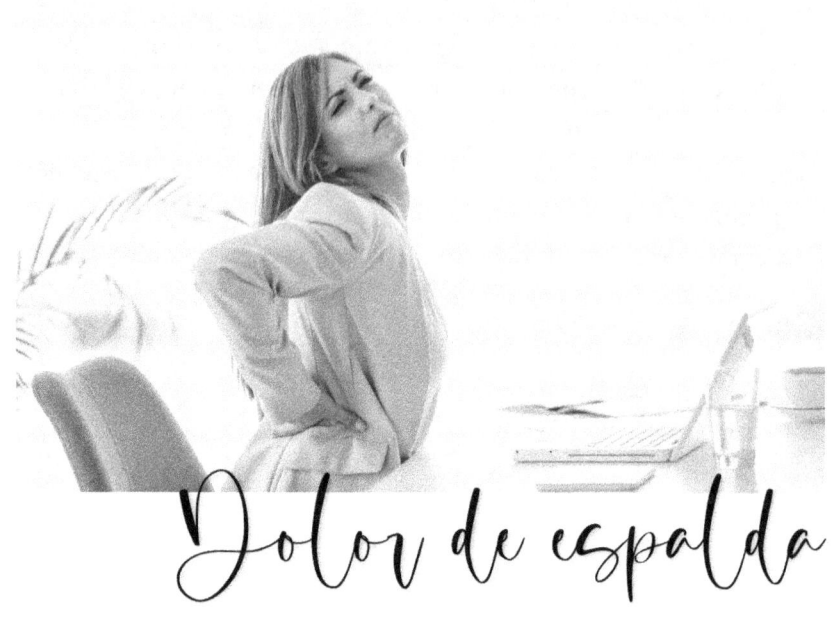

Dolor de espalda

Debido al uso excesivo de las computadoras, celulares, mala posturas y conducir demasiado, las personas se quejan mucho de dolores de cuello. ¿Qué tiene que ver eso con la cervical? El problema es la posición.

Descripción del dolor cervical

Es la segunda causa de visitas a las emergencias durante la noche. Si una persona pasa el día entero con dolor de cuello, habiendo tomado analgésico, aplicándose terapia de calor o de frío, y sin embargo, cuando se acuesta por la noche, en vez de encontrar el reposo, con la almohada le molesta el dolor y se intensifica, unido a la gastritis de haber tomado tantos analgésicos y anti-inflamatorios, la persona termina en la sala de emergencia por un dolor que se hubiera podido evitar.

La posición

La posición natural del ser humano es con los brazos hacia delante, lo que resulta en una postura anatómicamente perfecta. Sin embargo, debido a nuestro estilo de vida, a menudo trabajamos sentados en malas posturas, con los brazos estirados, la cabeza baja o alta, lo que pone presión en los músculos y ligamentos del cuello. La falta de movimiento, junto con la falta de hidratación y una mala alimentación, conduce a la acumulación de ácido láctico, que causa dolores intensos que pueden ser difíciles de aliviar.

Para reducir el dolor de cuello, los masajes pueden ser una solución efectiva, así como aplicar calor en la zona afectada para aumentar la circulación sanguínea.

Sin embargo, es importante tener en cuenta que los músculos y ligamentos del cuello tienen poca circulación, lo que los hace más propensos a sufrir lesiones o dolores crónicos. Al igual que después de hacer ejercicio intenso, cuando los músculos duelen debido a la acumulación de ácido láctico, el dolor de cuello crónico puede ser el resultado de nuestra forma de trabajar. Por lo tanto, es fundamental mantener una buena postura y realizar estiramientos y ejercicios para fortalecer los músculos del cuello y evitar lesiones.

¿Cómo lo evitamos?

¿Cómo lo evitamos en el trabajo? En vez de tener lo que se llama un *coffee break* póngase de pie y haga un tiempo de estiramiento, no importa el tipo de trabajo, la persona se debe levantar y mover el cuello estirando todo el cuerpo, y sobre todo el masaje externo, todo esto funciona, pero lo que más funciona se llama Hidratación con agua alcalinizada o pura. Hay que beber bastante agua para ayudar a nuestro organismo en esta y en muchas otras situaciones.

¿Qué son las hernias cervicales?

Imagínate que dentro de tu columna vertebral hay una especie de almohadilla, como una zapatilla, que ayuda a proteger tus huesos para que no se rocen entre sí. Ese es el disco vertebral, y es muy importante para mantener tu columna sana y flexible.

Sin embargo, a veces el disco puede moverse de su lugar debido al ejercicio, accidentes de auto y golpes.

Si el disco se mueve hacia los lados, aunque pueda ser doloroso, no es tan peligroso como si se mueve hacia adelante o hacia atrás, ya que puede poner presión en la médula espinal y provocar problemas neurológicos en otras partes del cuerpo.

Estos accidentes se llaman "Whiplash", y pueden provocar una hernia cervical o lumbar. La hernia lumbar, que se produce principalmente en las vértebras L4, L5 y S1, puede afectar la inervación de las piernas y los órganos genitales, por lo que es muy importante cuidar nuestra columna vertebral y prevenir lesiones.

¿Cómo cuidarnos?

Para mantener una buena salud cervical es importante mantener una buena hidratación, descansar adecuadamente y tener una buena postura, incluso al dormir. En ocasiones, después de pasar todo el día con la cabeza inclinada hacia abajo, tendemos a utilizar dos o tres almohadas al dormir para corregir la posición, pero esto no es lo correcto. La almohada fue creada para cubrir el espacio entre el occipital (la cabeza) y los hombros, proporcionando el soporte que el cuello necesita para no caer hacia abajo.

Sin embargo, si hemos pasado todo el día con la cabeza hacia adelante, lo que necesitamos al dormir es alivio, no corrección. La forma de lograrlo no es poniéndonos dos almohadas en la cabeza, ya que esto causa una extensión excesiva y puede dañar el hueso a lo largo del tiempo. Es importante tener en cuenta que la posición anatómica perfecta es con los brazos hacia delante, pero debido a nuestro estilo de vida, a menudo tenemos que trabajar sentados y en malas posturas, lo que puede causar dolor cervical. Por lo tanto, es crucial prestar atención a nuestra postura y tomar medidas para corregirla y aliviar cualquier dolor que podamos tener.

Vitaminas y suplementos para evitar este dolor

La vitamina es esencial para nuestra salud, especialmente para las mujeres después de los 40 o 45 años, cuando pasan por la menopausia y necesitan reemplazar el calcio. El calcio no forma parte del sistema inmunológico y se encuentra en muchos alimentos como lácteos y otros. Sin embargo, para suplementar con calcio, las mujeres también necesitan vitamina D. De hecho, los últimos estudios sobre cáncer de seno sugieren dosis de hasta 50,000 UI de vitamina D. Aunque hay pocos lugares donde se pueda obtener con receta médica, si necesitas ayuda, ¡no dudes en contactarme!

Depresión y ansiedad

Uno de los temas que más preocupa a la población mundial en la actualidad es la ansiedad. Esta condición forma parte de nuestra vida cotidiana y está causada por dos hormonas que regulan nuestras emociones y reacciones ante los estímulos diarios. Si sufrimos algún tipo de accidente o percance, estas hormonas se disparan y podemos sentir ansiedad en los días posteriores. Si no aprendemos a manejarla, podemos desarrollar un problema serio. Hablamos tanto de la ansiedad como de la depresión, dos condiciones que, aunque diferentes, están estrechamente relacionadas.

La ansiedad puede aparecer en cualquier momento y ante cualquier situación de la vida cotidiana. En cambio, la depresión es un proceso más largo de tristeza y duelo por algún hecho que ha ocurrido. Se habla de depresión cuando llevamos dos semanas o más encerrados en nuestro pensamiento triste o depresivo. Es importante destacar que la depresión por una pérdida es una depresión con causa, pero hay personas que comienzan a sufrir ansiedad sin necesidad de haber pasado por una situación traumática, debido a un desequilibrio hormonal en las dos hormonas que regulan nuestras emociones.

La ansiedad y la depresión son dos condiciones que van de la mano y pueden tener un componente hereditario. Si nuestra madre padece de depresión, hay un 33% de probabilidad de que sus hijos también la sufran. Si ambos progenitores padecen depresión, el riesgo aumenta a un 75%. Por eso, es importante tratar estas condiciones desde una edad temprana para evitar que una depresión profunda pueda llevar a casos extremos como el suicidio. Las personas con problemas mentales graves pueden presentar conductas violentas hacia otros, mientras que los depresivos tienen un alto riesgo de suicidarse.

Si sientes que estás pasando por una situación difícil como la pérdida de un ser querido o el divorcio, es importante buscar ayuda para evitar que la tristeza se convierta en depresión. Habla con alguien en quien confíes y busca tratamiento si lo necesitas. La terapia no tiene que ser de por vida, pero puede ayudarte a superar el bache y salir adelante.

Diferencia entre depresión y ansiedad

Ansiedad
La depresión y la ansiedad son dos condiciones mentales que a menudo se confunden, pero en realidad tienen diferencias significativas. La ansiedad se caracteriza por síntomas como respiración rápida, dificultad para concentrarse y problemas para dormir. En cambio, la depresión se manifiesta con una sensación de lentitud, falta de energía y deseo de dormir todo el tiempo.

Es importante comprender estas diferencias porque el tratamiento para cada condición es diferente. La ansiedad se puede tratar con técnicas de respiración, meditación y terapia cognitivo-conductual, mientras que la depresión a menudo requiere medicación y terapia psicológica. Si experimentas alguno de estos síntomas, es importante buscar ayuda profesional para encontrar el tratamiento adecuado y poder llevar una vida plena y saludable.

Depresión
a depresión es una enfermedad seria que puede afectar muchos aspectos de tu vida diaria, desde tu apetito hasta tus hábitos de higiene personal. Cuando estás deprimido, puede ser difícil encontrar motivación para hacer cosas simples como ducharte o comer, o puedes recurrir a la comida como una forma de hacer frente a tus emociones.

Desafortunadamente, algunos de los tratamientos para la depresión pueden tener efectos secundarios como aumento de peso, lo que puede ser especialmente difícil para alguien que ya lucha con su peso. Los medicamentos pueden afectar la forma en que tu cuerpo procesa la comida y puede aumentar tu apetito.

Es importante tener en cuenta que la depresión no es solo "sentirse triste", sino que es una enfermedad real que afecta a muchas personas. Si estás experimentando síntomas de depresión, es importante hablar con un profesional de la salud mental para obtener ayuda. Juntos, pueden trabajar en un plan de tratamiento que te permita manejar tus síntomas y sentirte mejor.

La ansiedad a menudo tiene un componente espiritual, ya que el temor puede atacar fuertemente a las personas. Afortunadamente, aquellos que creen en Jesús tienen una poderosa arma en su favor: la fe. Es importante comprender que necesitamos confiar en Dios, y este es un gran paso hacia la curación de la ansiedad. Si tienes fe en el Señor y en Cristo, ya tienes una ventaja del 35% al 40% en la batalla.

Puedes recibir una palabra edificante de alguien que respetes o admires, o simplemente tomarte un momento para meditar y pedirle a Dios que te muestre lo que está sucediendo y te sane emocionalmente. Créeme, Dios no deja ninguna oración sin respuesta. La fe en Dios es una de las mejores cosas que puedes hacer para combatir la ansiedad.

¿Qué hacer?

Si tienes ideas negativas acerca de tu vida, entonces intenta sentarte en un lugar tranquilo, ya sea en un río, una playa, un lago o un parque, donde puedas estar en contacto con la naturaleza. Trata de evitar pensar en lo negativo y en su lugar, escucha música, enciende la televisión o haz algo que te distraiga y te relaje.

Observa todo lo que Dios te ha dado gratuitamente en la vida y contempla la belleza de su creación. En ese momento, sentirás la presencia de un ser superior, que suele ser el Espíritu Santo. Ya sea que tengas mucha o poca fe, al sentir esa tranquilidad, comienza a hablar en voz alta o agradecer en silencio. Piensa en todas las cosas buenas que tienes en tu vida, en lo positivo que ha pasado, y no te enfoques en lo negativo. Verás que después de 30 o 45 minutos, tu estado de ánimo habrá mejorado significativamente, aunque quizás te enfrentes con nuevos problemas al salir de ese lugar.

Te recomiendo leer Filipenses 4:1-9, porque allí se explica claramente cómo podemos entender la paz de Dios y qué debemos hacer para que ella llegue a nuestros corazones. La Palabra de Dios tiene respuestas para todo.

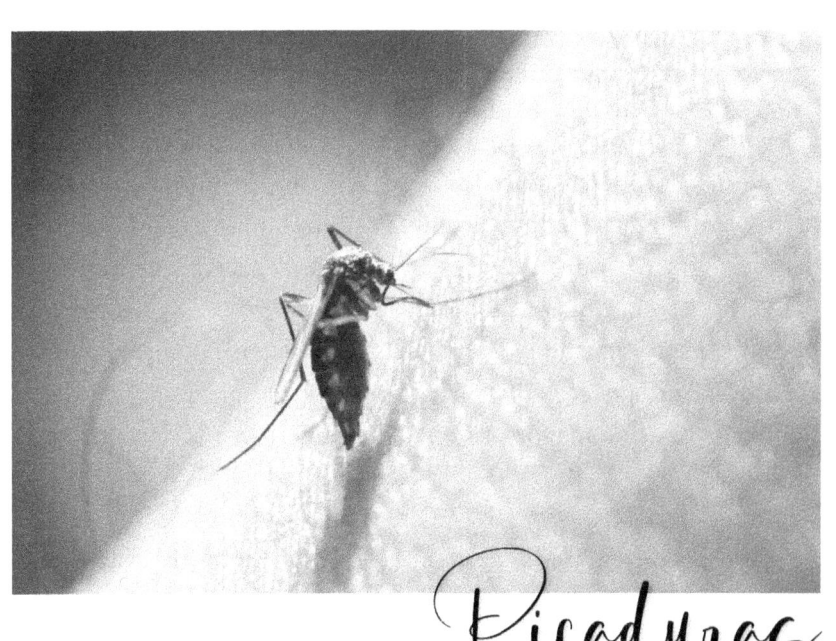

Picaduras

Las picaduras de insectos pueden producir una variedad de reacciones en nuestro cuerpo. Desde un simple mosquito que nos provoca una picazón, hasta enfermedades más graves como el dengue, que se transmite a través de la picadura del mosquito *Aedes Aegypti*. En lugares como el sur de Florida, Estados Unidos, hay una gran cantidad de arañas que pueden causar picaduras dolorosas. En general, durante el verano y en zonas cálidas y húmedas, hay una mayor presencia de insectos y por lo tanto, más picaduras.

Es importante tener cuidado con las picaduras de insectos ya que algunos insectos las hacen para sobrevivir, como los mosquitos que necesitan la sangre como alimento. Otros insectos las hacen para defenderse, como las arañas y los alacranes, que utilizan todo su arsenal venenoso cuando se sienten atacados. Por lo tanto, debemos estar atentos y tomar medidas de prevención contra las picaduras de insectos y proteger nuestra salud.

Picaduras de mosquitos

Las picaduras de insectos son algo común que todos hemos experimentado alguna vez en nuestra vida. Desde el típico mosquito que nos pica en verano, hasta arañas y otros insectos que pueden ser más peligrosos. En el sur de Florida, en Estados Unidos, hay una gran cantidad de arañas, especialmente durante los meses más cálidos del año. En invierno, dependiendo de la zona donde nos encontremos, también podemos encontrar otros tipos de insectos, como alacranes.

Es importante tener en cuenta que no todas las picaduras de insectos son iguales. Algunas son más benignas, mientras que otras pueden ser más peligrosas y provocar reacciones más graves.

Por ejemplo, los mosquitos suelen picarnos para obtener la sangre que necesitan para alimentarse. En la mayoría de los casos, esto solo produce un poco de picazón y enrojecimiento en la piel, pero en ocasiones pueden transmitir enfermedades como el dengue o la fiebre amarilla.

Cada persona es diferente y tiene una reacción distinta a las picaduras de insectos. Hay personas que tienen mayor facilidad para que los insectos les piquen, mientras que otras parecen ser menos atractivas para ellos. Los niveles hormonales y el tipo de sangre pueden influir en esto.

Es importante recordar que las picaduras de insectos pueden afectarnos de dos maneras distintas. La primera es a través del dolor, la picazón y el enrojecimiento de la piel. Esto puede ser molesto, pero en general no es peligroso. Sin embargo, la segunda forma en que pueden afectarnos es a través de las infecciones. Cuando un mosquito nos pica, puede introducir bacterias u otros organismos en nuestro cuerpo a través de su aguijón, lo que puede provocar infecciones. Es por eso que es importante tomar medidas para prevenir las picaduras, como el uso de repelente o la ropa adecuada.

Las picaduras de arañas y otros insectos pueden ser más peligrosas. Algunas arañas tienen venenos muy fuertes que pueden causar reacciones graves, especialmente en niños pequeños. Sin embargo, es importante destacar que estos animales no suelen buscar activamente a los seres humanos para atacarlos. Por lo general, las picaduras de arañas y otros insectos ocurren cuando invadimos su territorio o sin querer los molestamos.
En resumen, aunque las picaduras de insectos son algo común en nuestra vida diaria, es importante tomar medidas para prevenirlas

y evitar reacciones graves. Conociendo los diferentes tipos de picaduras y las formas de prevenirlas, podemos disfrutar del aire libre sin preocupaciones.

Picaduras de arañas

Hablemos de las arañas y cómo pueden aparecer en nuestros hogares. A menudo, podemos encontrar arañas escondidas en gavetas y armarios, especialmente en países nórdicos. En Estados Unidos, por ejemplo, hay una araña llamada "recluta" que suele esconderse en los armarios y gavetas. Si por casualidad te pones una camisa y encuentras una araña encima, ten cuidado, porque si te pica, te dolerá bastante.

¿Cómo reconocer una picadura de araña? La mayoría de las arañas dejan dos puntitos en la piel, a diferencia de los mosquitos y otros insectos que dejan una sola marca. Si te pica una araña, es importante que la mates de inmediato, ya que mientras más tiempo esté contigo, más veneno estará poniendo en tu cuerpo.

Te contaré una anécdota personal: una vez estaba en una conferencia médica en el campo y me apoyé en una baranda de una casa campestre. En ese momento, sin darme cuenta, una araña me picó y sentí uno de los dolores más intensos que he experimentado. Era peor que un martillazo en un dedo, mi mano se adormeció y se hinchó rápidamente. Me mordí y mordí en el lugar de la picadura, pero nada funcionó.

Al llegar a casa, me lavé bien y me puse un antibiótico tópico, además de tomar un curso de antibióticos de amplio espectro durante 3 a 5 días para curar la herida.

Aunque es raro, he visto casos en los que las personas han tenido que amputar una extremidad debido a una picadura de araña. Por eso, si te pica algo que no es un mosquito y ves los dos puntos en la piel, es importante que vayas al hospital rápidamente para recibir tratamiento con antibióticos.

Medicamentos

Tenemos un medicamento que venden sin receta que se llama Benadryl, no recomiendo que use Loratadina o Claritin, nada de esto, porque estos antialérgicos son para largo proceso, todos estos son, por ejemplo, para los procesos alérgicos de comida. Todo el mundo debe tener en su casa Benadryl en tableta, por cualquier emergencia que se presente ante una reacción alérgica. Pero yo recomiendo, aunque seas adulto, que tomes el de niño, porque es de rápida absorción, tomas una cucharada de Benadryl o una pastilla que son 25 miligramos.

Recordemos que todos los antihistamínicos producen sueño, pero es mejor que la persona se vaya a dormir, se le va a quitar el dolor y sobre todo cuando se levante ya no va a tener nada.

Prevención

Para prevenir las picaduras de insectos, aparte de usar repelente, hay una cosa muy importante que a ninguno de estos insectos le gusta, cualquier tipo de crema que tenga aroma, eso también los espanta, aunque el aroma sea dulce, porque lo que ellos están buscando es sangre, no perfume, el perfume los despista o por lo menos los entretiene y no nos pican.

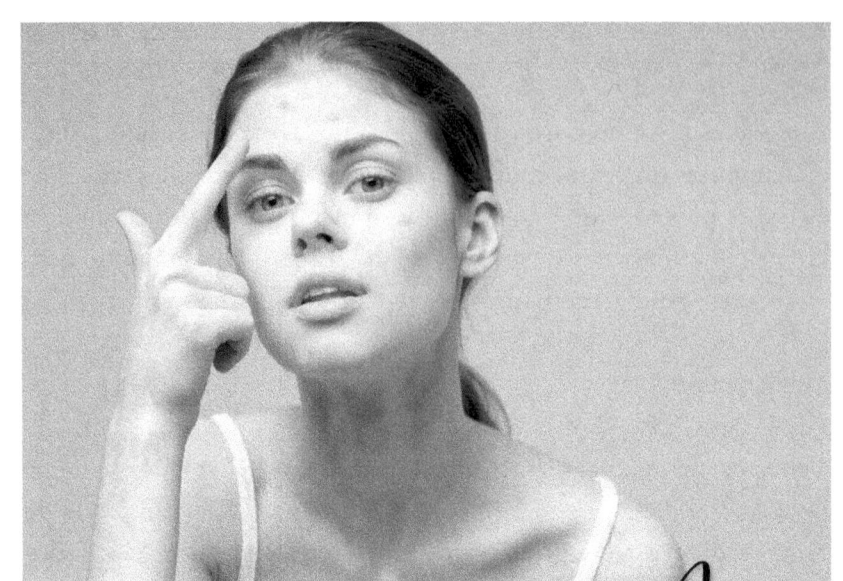

Acné

Hablemos del acné, esa molesta condición que afecta principalmente a nuestros queridos adolescentes. Aunque no es una enfermedad que ponga en riesgo nuestra vida, sí puede causar un gran impacto en nuestra autoestima y bienestar emocional. Para un adolescente, el acné puede ser un dolor de cabeza, literalmente. Puede ser la excusa perfecta para faltar a la escuela o para evitar salir en público. Y es que, a esa edad, la apariencia física es lo que más importa.

Es por eso por lo que debemos actuar a tiempo, no para salvar vidas, pero sí para prevenir consecuencias psicológicas negativas en nuestros jóvenes. Podemos ayudarles a sentirse más seguros de sí mismos y a tener una mejor calidad de vida en su etapa de crecimiento.

Tratamiento del Acné

Sabemos que es causado por el exceso de grasa que se acumula en los poros de nuestra piel y que en algunos casos puede volverse doloroso y antiestético. Pero no es solo eso, especialmente para los adolescentes, que son los más propensos a padecerlo, el acné puede convertirse en un verdadero dolor de cabeza, afectando su autoestima y confianza.

Afortunadamente, existen tratamientos eficaces para combatir el acné, como cremas y ungüentos con ácido salicílico o retinoide, así como limpiezas faciales. En algunos casos, se pueden requerir analgésicos para aliviar el dolor causado por las lesiones más grandes. Además, es importante tranquilizar al paciente y asegurarle que esto es temporal y que pronto encontrará una solución.

Es importante también recordar que el acné no solo afecta a los adolescentes, sino que puede ser un problema en personas de cualquier edad. Las causas pueden variar, desde trastornos nerviosos hasta cambios hormonales, y pueden verse afectadas por una mala alimentación y falta de higiene. Lo más importante es ser empáticos con aquellos que sufren de acné, recordarles que son valiosos y apoyarlos en su camino hacia una piel sana y radiante. ¡No dejes que el acné te detenga!

Prevención

¿Quieres tener una piel radiante y saludable? ¡La alimentación es clave! Trata de evitar las grasas no saturadas y consume mucha fruta y verdura. Además, es importante mantener tu piel limpia y no apretar las lesiones. Si decides usar remedios caseros o productos recomendados por tu esteticista o dermatólogo, ¡asegúrate de seguir las instrucciones meticulosamente! No esperes resultados inmediatos y evita la luz solar en exceso durante los tratamientos. Si algún producto te irrita o produce efectos no deseados, ¡descártalo y busca una alternativa! Y recuerda, una vez que hayas resuelto el acné, ¡sigue manteniendo estos buenos hábitos para lucir siempre radiante!

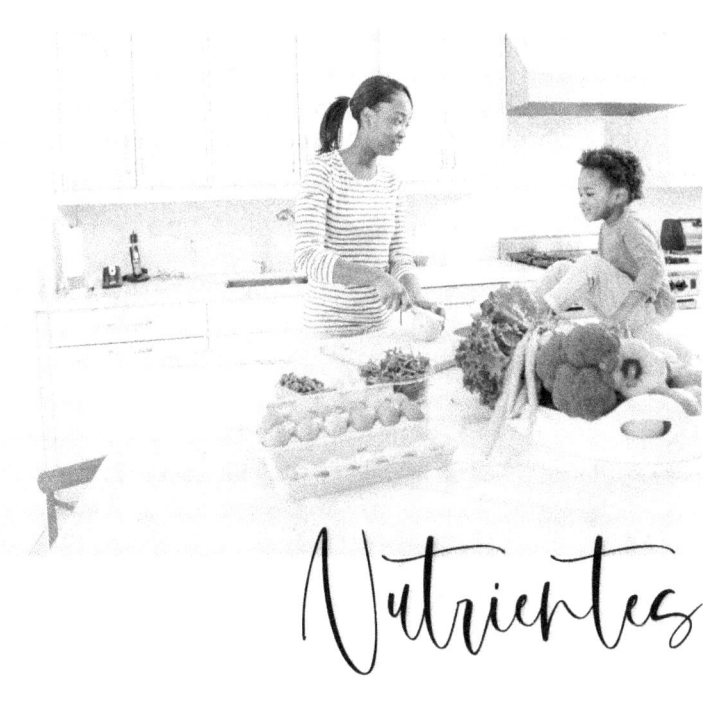

Nutrientes

COLABORACIÓN DEL DR. JAY TORRES
CON EL DR. DAVID

Los nutrientes y cómo cuidarnos

Durante los últimos meses he tenido el privilegio de trabajar en colaboración con el Dr. David, un destacado nutricionista cuyo enfoque se centra en mejorar la salud y no solo en la pérdida de peso. A través de su dedicación y su conocimiento, el Dr. David ha logrado ayudar a muchas personas a mejorar su calidad de vida a través de una alimentación adecuada.

Hemos sido testigos de testimonios increíbles, como el de niños con problemas severos que se encontraban en sillas de ruedas. Con solo implementar un régimen de alimentación adecuada, hemos podido ayudarles a mejorar su situación. Aunque es importante mencionar que aquellos con problemas congénitos no han dejado de utilizar sus sillas de ruedas, hemos notado una mejora significativa en su bienestar. Por ejemplo, hay niños que antes no podían mantener sus ojos abiertos y hoy día son capaces de asistir a clases y llevar una vida más normal gracias a una alimentación adecuada.

En particular, nos impactó el caso de una niña que era epiléptica y autista. Debido a la cantidad de medicamentos que tomaba para controlar sus convulsiones, la niña estaba constantemente somnolienta y no tenía suficiente apetito. Con el plan de salud que ella estaba haciendo con su neurólogo y nuestra ayuda en cuanto a alimentación, la concentración del medicamento se pudo disminuir y controlar mejor su epilepsia. Además, pudimos hacer que la niña ganara peso y saliera de su silla de ruedas, ya que sus músculos se habían atrofiado debido a su inactividad. Actualmente, su narcolepsia ha disminuido, lo que le permite llevar una vida más activa y saludable.

La importancia de la alimentación también se extiende a la salud de la mujer. En la menopausia, por ejemplo, es común que las mujeres experimenten problemas hormonales y otras complicaciones.

Sin embargo, una dieta adecuada y disciplinada puede ayudar a minimizar estos efectos. Aunque muchas mujeres suelen buscar mucha información sobre dietas y alimentos, el desafío radica en poner en práctica todo lo aprendido.

Por lo tanto, es importante tener en cuenta que no todos los alimentos que se presentan como "buenos" son realmente beneficiosos. En lugar de seguir modas o recomendaciones infundadas, es necesario conocer los nutrientes y micronutrientes que nuestro cuerpo necesita para funcionar correctamente. Por ejemplo, no es recomendable consumir grandes cantidades de bebidas deportivas o isotónicas, ya que su alto contenido en azúcar puede ser perjudicial para nuestra salud. En cambio, es fundamental encontrar un equilibrio adecuado entre proteínas, carbohidratos y otros nutrientes para obtener la energía y los resultados que buscamos.

Para lograr una alimentación adecuada, es importante tener en cuenta nuestras metas personales y trabajar en conjunto con expertos que puedan guiarnos en este proceso. Muchas mujeres, por ejemplo, buscan bajar de peso, sentirse bien consigo mismas y tener más energía para atender a su familia y trabajo.

Consejos para alimentarte en cada etapa de tu vida

Si eres mujer, probablemente te sientas identificada con la siguiente situación: trabajas todo el día, atiendes a tus hijos y, cuando tienes un momento para ti, piensas en tu salud. ¿Te suena familiar? Pues bien, aquí te traemos algunos consejos que te ayudarán a lograr tus objetivos de salud y energía en cada etapa de tu vida.

El primer paso es cuidar de tu sistema endocrino. Las hormonas pueden ser un problema para las mujeres, por lo que es esencial consumir grasas saludables como el salmón o el aguacate, que alimentan tu sistema endocrino y regulan el colesterol. Así, el colesterol malo no subirá y tendrás más energía.

Además, es importante que sepas que los carbohidratos no son esenciales para una buena salud, aunque sí son necesarios para que tu cerebro funcione adecuadamente. De todas maneras, no todos los macronutrientes son iguales. La grasa, por ejemplo, es muy densa calóricamente (tiene nueve calorías por gramo), así que, aunque es saludable, debes consumirla con moderación. Si quieres llenarte de energía, mejor come fresas en lugar de una cucharada de aceite de oliva.

En cuanto a la proteína, es importante que consumas al menos 75 gramos por cada libra de peso corporal. Esto no solo te ayudará a estar en forma, sino que también reducirá la grasa peligrosa que se acumula alrededor de tus órganos. ¡No dejes que el hígado graso se convierta en un problema serio! Recuerda que es reversible si lo detectas a tiempo.

No te dejes engañar por los mitos. Aunque algunas personas creen que la fructosa es mala para la salud, la verdad es que las frutas contienen micronutrientes esenciales para prevenir deficiencias y vivir una vida larga y saludable. Hemos creado un acrónimo para ayudarte a recordar las cuatro frutas que contienen altas concentraciones de enzimas que ayudan a la absorción de nutrientes: BAPP (bananas, aguacates, piñas y papayas).

Recuerda que cuidar de tu salud no es solo una cuestión de apariencia física, sino que también te permitirá estar más presente y energizada para apoyar a tus seres queridos y alcanzar tus metas. ¡Vamos por ello!

Dolores de espalda

La espalda es una zona muy importante de nuestro cuerpo, ya que incluye las cervicales, torácicas, lumbares y sacra. Toda esa zona forma parte de lo que conocemos como espalda, tanto la parte alta como la baja.

Pero ¿qué causa el dolor de espalda? Pues bien, muchas veces se debe a una mala postura, por ejemplo, cuando pasamos mucho tiempo sentados, trabajando en una misma posición, o incluso durmiendo mal. Esto puede producir un estiramiento de los ligamentos y tendones que mantienen los músculos y vértebras unidos, provocando inflamación. Luego, al volver a su posición normal, sentirás ese molesto dolor. Normalmente esto ocurre por la mañana o al final del día.

Las personas que trabajan frente a una computadora también pueden sufrir dolores de espalda, ya que la tensión generada por permanecer sentado durante mucho tiempo y moviendo los dedos en una misma posición puede afectar la espalda.

Antiguamente no se conocía mucho sobre esto, pero hoy en día, debido a que las mujeres trabajan tanto en el hogar como fuera de él, también pueden ser víctimas de dolores profesionales, especialmente en piernas, brazos y espalda, debido a las posiciones que adoptamos durante el día.

Estas dolencias pueden extenderse a los brazos y manos, especialmente por el uso excesivo de teclados y otros dispositivos digitales.

Además de la mala postura, el dolor de espalda también puede ser causado por accidentes de coche o cualquier otro tipo de caída, produciendo cambios permanentes o, en la mayoría de los casos, dolores que nos acompañan en nuestra vida diaria. Así que, cuida tu postura y evita dolores innecesarios en tu espalda.

¿Cómo podemos saber si nuestro dolor de espalda es muscular, de la columna o cervical? Es sencillo, si es muscular, por lo general se alivia en un plazo de 24 a 72 horas, ya que se debe a un proceso inflamatorio. En cambio, si se trata de un problema neurológico, tomará mucho más tiempo y puede empeorar en lugar de mejorar. Si tienes un dolor que se repite por más de tres o cuatro días, es importante buscar ayuda médica.

¿Qué podemos hacer para aliviar el dolor de espalda en casa? En primer lugar, busca una posición cómoda que te permita relajarte. Luego, puedes aplicar calor con bolsas de agua caliente o una bolsa eléctrica, aunque a veces el frío puede funcionar mejor para reducir la inflamación. En los deportes, cuando un jugador se lesiona, le aplican hielo en lugar de calor para desinflamar y adormecer la zona afectada. Los antiinflamatorios son más efectivos que los analgésicos, ya que eliminan la inflamación que produce el dolor en lugar de simplemente bloquear la entrada del dolor en el cerebro. Así que recuerda, si tienes dolor de espalda, busca una posición cómoda y aplica frío o calor según lo que funcione mejor para ti, y no dudes en buscar ayuda médica si el dolor persiste.

¿Cómo podemos combatir esos molestos dolores de espalda? ¡Cambiando nuestros hábitos! Es importante mantener nuestro cuerpo en constante movimiento, ya sea con ejercicios de estiramiento o cardio. Pero ¿sabías que caminar es el ejercicio más benévolo? ¡Así es! Caminar es una excelente forma de mantenernos en forma sin hacerle daño a nuestro cuerpo. Incluso si tenemos una condición en la espalda, caminar puede ser una opción segura y efectiva. Además, estar de pie es la posición anatómicamente perfecta del ser humano. Por eso, es recomendable que pasemos por lo menos 8 horas del día de pie, aunque no de forma continua. ¡Es decir, podemos sumar las actividades cotidianas, como cocinar o limpiar, para lograr nuestro objetivo! También podemos mejorar nuestra postura al trabajar, poniendo la computadora en una mesita alta y trabajando un rato de pie. ¡Pequeños cambios en nuestra rutina diaria pueden marcar una gran diferencia para combatir esos dolores de espalda!

¿Qué suplementos pueden ayudar a relajar los músculos y para que estos dolores no se agraven?

Comer es uno de los mayores placeres de la vida, ¡y quién puede culparte! Sin embargo, a medida que envejecemos, nuestra capacidad de asimilar los alimentos disminuye, al igual que nuestra capacidad para saborearlos como cuando éramos niños. Por eso, es importante complementar nuestra dieta con suplementos, especialmente proteínas, carbohidratos naturales y vitaminas.

Los carbohidratos naturales se encuentran en las verduras y los cereales, mientras que los minerales se encuentran en las frutas y verduras. Por esta razón, es importante incluir verduras en nuestra dieta al menos cinco veces al día para asegurarnos de obtener todos los nutrientes que necesitamos.

Además, las vitaminas son esenciales para nuestro bienestar, y el complejo B es particularmente beneficioso para los dolores musculares.

Las proteínas también son esenciales para el funcionamiento de nuestro sistema nervioso y muscular, ya que contienen una proteína llamada mielina que es crucial para la transmisión de información a nuestras neuronas. Si bien algunos vegetales contienen el complejo B, no son suficientes para satisfacer nuestras necesidades nutricionales. Por lo tanto, es recomendable tomar suplementos naturales de buena calidad para complementar nuestra dieta.

Recuerda que nuestro cuerpo es como una máquina compleja, con un mecanismo completo para cada acción que realizamos. Desde la identificación de un mosquito hasta la reacción de nuestro cuerpo al dolor que causa, todo depende del correcto funcionamiento de nuestro sistema nervioso y muscular. ¡Cuida tu cuerpo y suplementa tu dieta adecuadamente para que puedas disfrutar de la vida al máximo!

CÓLICOS INFANTILES

¡Vamos a hablar de algo que puede ser muy útil para las mamás! Sabemos que a veces los bebés pueden tener cólicos y llorar toda la noche, o si son un poco más grandes, pueden quejarse de dolor de estómago.

¿Qué produce los cólicos infantiles?

Uno de los momentos más desafiantes para las mamás primerizas (y para cualquier persona que tenga un bebé) es cuando el pequeño sufre de cólicos. De hecho, de cada diez bebés, siete padecen esta afección.

¿Por qué sucede esto? Pues bien, los bebés no han comido nunca fuera del útero, donde se alimentan a través de la placenta de la sangre de la madre, que les proporciona todos los nutrientes. Al nacer, cualquier cosa puede caerles mal.

No necesariamente se trata de una alergia, aunque la mayoría de los casos están relacionados con alguna intolerancia. Por eso, es fundamental enfatizar la importancia de la lactancia materna. La leche materna es perfecta para los bebés, ya que está diseñada especialmente para ellos. Las fórmulas, en cambio, suelen estar elaboradas a partir de vegetales o lácteos, y la proteína de la vaca es muy diferente a la humana. Los terneros la toleran muy bien, pero los bebés necesitan la leche de su madre.

Cuando se empieza a dar al bebé leche de fórmula, o cuando se cambia de fórmula sin autorización médica, pueden surgir problemas. Por eso, es importante que los padres sigan las recomendaciones del pediatra y no cambien la fórmula sin consultar antes con él. No es lo mismo una hipersensibilidad a una leche que tener una alergia, y el médico es quien mejor puede evaluar la situación y dar las indicaciones necesarias.

Causas

¿Qué causa el cólico? El número uno es el cambio en la alimentación, como la introducción de una nueva proteína o carbohidrato. Además, las alergias a los lácteos, nueces o vegetales también pueden ser un factor importante. A veces buscamos consejo en nuestras madres o suegras, pero cada bebé es único y no viene con un manual de instrucciones. Es importante confiar en nuestro instinto para ayudar a aliviar el cólico.

¿Cómo se le puede aliviar en casa?

¿Sabías que existen unas gotas de silicona que ayudan a eliminar los gases de los bebés? Además, en muchos países latinoamericanos se utiliza agua con anís estrellado para lo mismo, pero es importante darla a temperatura ambiente, ni fría ni caliente.

Pero ¿sabes cuál es la clave para prevenir los cólicos en bebés? ¡La disciplina en la alimentación! De hecho, la principal causa de los cólicos es darles comida antes de que hayan terminado de digerir la anterior. Por eso, es importante esperar al menos cuatro horas antes de volver a alimentar al bebé, sobre todo en los primeros seis o siete meses de vida.

¿Qué pasa si el bebé es muy glotón? Bueno, en ese caso se puede consultar al pediatra para que aumente gradualmente la cantidad de alimento cada mes.

Pero nunca debemos interrumpir la digestión del bebé, ya que eso puede ocasionarle molestias y cólicos.

Entonces, el consejo para las madres es ser disciplinadas en la alimentación de los bebés y establecer un horario rígido cada cuatro horas. Aunque el bebé llore y quiera comer antes, debemos esperar para evitar problemas en el futuro. De esta manera, ayudamos al bebé a desarrollar su reloj biológico y a entender cómo funciona su cuerpo.

Dolores Abdominales

¿Sabes qué es lo que más causa dolores abdominales y empachos? ¡Comer en exceso! Cuando nos gusta mucho la comida, tendemos a seguir comiendo sin medir las porciones, lo que puede generar malestar en el estómago.

Otra causa común son las alergias alimentarias, cuando mezclamos ingredientes que no deberíamos, pueden generar un tercer elemento dañino para nuestra salud y que puede generar cólicos y gases en el estómago.

Por último, algunas comidas en sí mismas pueden ser muy fuertes, como la coliflor que produce muchos gases. Si comemos grandes cantidades de alimentos así, pueden causar malestar en el estómago y dificultar nuestro descanso.

Es importante prestar atención a nuestro cuerpo y comer en porciones adecuadas para evitar estos problemas. Además, si sufrimos de alergias o intolerancias alimentarias, es importante buscar ayuda médica y evitar mezclar ingredientes que pueden generar malestar. ¡Recuerda que la clave está en cuidar de nuestro cuerpo!

¿Cuáles son los órganos que se alteran?

Muchas veces, cuando nos duele el estómago o la barriga, nos quejamos sin saber exactamente lo que está sucediendo internamente en nuestro cuerpo. En realidad, cuando sentimos este tipo de dolor, casi todo se va a alterar en nuestro estómago.

Por ejemplo, una de las causas más comunes de los dolores abdominales es comer demasiado rápido y no masticar bien los alimentos. Muchas personas piensan que en el estómago hay dientes que se encargan de triturar la comida, pero eso no es así. Además, la válvula que está entre el estómago y el duodeno, llamada píloro, puede afectar el proceso de digestión si no se abre correctamente.

El duodeno es una parte del intestino delgado que tiene cuatro partes y es un lugar muy importante para la digestión. Allí es donde el páncreas se comunica con el intestino y secreta todas las enzimas y hormonas necesarias para la digestión. El hígado también tiene un papel importante, ya que segrega sustancias digestivas que van a parar al duodeno a través del Colédoco.

Cuando comemos demasiado y no masticamos bien los alimentos, puede haber un retraso en el proceso de digestión, lo que se llama "vaciado gástrico demorado". Esto puede provocar problemas como el reflujo gástrico y la malabsorción de los nutrientes. Afortunadamente, si experimentas dolor abdominal, hay remedios caseros que puedes probar para aliviar el dolor, como el AlkaSeltzer, el Peptobisbol o las pastillas de carbón, que puedes comprar sin receta.

Recuerda que, si el dolor persiste o es muy intenso, siempre es importante buscar ayuda médica. Trata de prevenir los dolores abdominales comiendo despacio, masticando bien los alimentos y evitando mezclar alimentos que puedan causar problemas digestivos.

Prevención

La prevención de dolores estomacales puede ser un tema importante para muchas personas, ya sea por exceso de comida, mala masticación o por lo que ingieren. Hay algunos hábitos que podemos adoptar para ayudar a prevenir estos dolores.

En primer lugar, es importante tener disciplina en nuestra alimentación. Esto significa controlar las porciones que consumimos, y no comer en exceso. Además, debemos prestar atención a la calidad de nuestra masticación, ya que una masticación adecuada puede ayudar a evitar la indigestión.

Otro hábito importante es evitar beber agua mientras comemos. En lugar de ello, es recomendable tomar agua antes de la comida y después de la misma. Al tomar agua durante la comida, diluimos los ácidos del estómago, lo que puede ralentizar la digestión y causar molestias estomacales.

También es importante considerar si se tiene alguna condición alérgica. Si sabemos que somos alérgicos a algún alimento, como por ejemplo mariscos, es mejor evitar su consumo. Incluso una pequeña cantidad puede desencadenar una reacción alérgica y causar problemas digestivos.

En el caso de que los dolores estomacales sean consecuencia de una úlcera o gastritis, es importante tener en cuenta que estas afecciones no se desarrollan de la noche a la mañana. Por lo general, se presentan con síntomas como acidez y malas digestiones durante un periodo prolongado de tiempo. El uso de algunos medicamentos o alimentos muy irritantes pueden acelerar el proceso.

En cuanto a suplementos naturales para la digestión, existen algunos que pueden ser beneficiosos. La vitamina C es esencial para la absorción de nutrientes y para fortalecer nuestro sistema inmunológico, lo que puede prevenir reacciones alérgicas. También es recomendable consumir alimentos ricos en fibra, ya que ayudan a mantener el tránsito intestinal y a mejorar la digestión. Los probióticos y las enzimas digestivas también pueden ser de ayuda para mantener una buena salud digestiva.

En resumen, tener una buena disciplina alimenticia, una masticación adecuada, evitar beber agua durante las comidas, identificar alergias y consumir suplementos naturales adecuados son algunas de las formas en las que podemos prevenir los dolores estomacales que pueden afectarnos en nuestro día a día.

Dolores de Cabeza

Todos hemos experimentado dolores en algún momento de nuestras vidas, y es normal que nos preocupemos por ellos. Cuando aparece un dolor, lo primero que debemos hacer es tratar de aliviarlo y luego buscar la causa subyacente para evitar que se repita.

Si hablamos de los dolores más comunes, podemos decir que los dolores de cabeza y de espalda lideran la lista. Los dolores de espalda pueden ser el resultado de una mala postura, cambios en el metabolismo o incluso sin causa aparente, mientras que los dolores de cabeza pueden tener muchas causas diferentes.

Entre las causas más comunes de los dolores de cabeza se encuentran la exposición al sol, la deshidratación y las migrañas. La exposición al sol puede producir dolores de cabeza debido al exceso de luz y al aumento de la presión dentro del cerebro. Además, la deshidratación es una causa muy común de dolores de cabeza. Cuando estamos deshidratados, nuestro cerebro sufre una disminución de los niveles de sodio, potasio y cloro, lo que puede producir cambios neurológicos y dolores de cabeza.

Por otro lado, las migrañas son dolores de cabeza intensos que incapacitan a la persona. Son crónicas y pueden estar relacionadas con problemas hormonales. En las mujeres, por ejemplo, los cambios hormonales pueden afectar los núcleos cerebrales y el cerebelo, lo que a su vez afecta el funcionamiento de órganos como la tiroides, los ovarios y las glándulas adrenales. Si hay un problema en la cabeza, puede afectar a todas estas áreas del cuerpo y producir dolores crónicos en cualquier parte del cuerpo.

Es importante tener en cuenta que algunos dolores de cabeza pueden ser un síntoma de problemas de salud graves. Por ejemplo, los dolores de cabeza que van acompañados de mareos, visión borrosa, náuseas o vómitos pueden ser signos de una enfermedad grave y deben ser evaluados por un médico.

En resumen, los dolores son algo común que todos experimentamos en algún momento de nuestras vidas. Sin embargo, es importante prestar atención a la causa subyacente y buscar ayuda médica si es necesario para prevenir dolores crónicos o tratar problemas de salud subyacentes.

¿Cuáles son las recomendaciones?

Entonces, para evitar que los dolores de cabeza se conviertan en un problema crónico, es importante prestar atención a algunos aspectos clave. En primer lugar, es crucial asegurarse de estar hidratados y prestar atención a las señales de deshidratación en nuestro cuerpo. Si experimentamos dolores de cabeza, lo primero que debemos hacer es beber agua y estar atentos a cualquier cambio neurológico, como mareo intenso o visión doble.

Algo importante que hay que tener en cuenta es que nuestra respiración es fundamental para mantener nuestros niveles de oxígeno óptimos. Como seres humanos, respiramos de 16 a 20 veces por minuto, a menos que estemos haciendo ejercicio o tengamos algún problema médico que afecte nuestra capacidad para respirar. Esto es esencial para mantener todos los órganos en buen funcionamiento. Sin embargo, a menudo tendemos a reemplazar el agua por otros líquidos, como té o refrescos, y esto puede causar problemas en nuestro cuerpo.

Es recomendable que todos tomemos entre dos y seis litros de agua al día, especialmente si hacemos ejercicio.

También es importante prestar atención a nuestra alimentación, ya que algunos alimentos y bebidas, como la cafeína, pueden producir o agravar los dolores de cabeza. Por ejemplo, las personas que están acostumbradas a tomar café pueden experimentar dolores de cabeza si dejan de consumirlo de repente, ya que la cafeína es un estimulante del sistema nervioso central.

El ejercicio también puede influir en la prevención de la migraña. Al principio, puede aumentar la presión arterial, pero a medida que nos acostumbramos a hacer ejercicio de manera regular, nuestras arterias se adaptan y la presión arterial disminuye. Esto puede ayudar a mejorar la circulación sanguínea y la oxigenación del cuerpo, lo que puede aliviar el dolor de cabeza. Además, cuando hacemos ejercicio, nuestro cuerpo libera endorfinas, hormonas que nos hacen sentir bien y pueden contribuir a reducir la sensación de dolor.

En el caso de que el dolor de cabeza se convierta en una emergencia y sea necesario acudir al médico, es importante prestar atención a cualquier cambio en la visión o a otras manifestaciones neurológicas, como el doblamiento de la vista. Si experimentamos estos síntomas, es fundamental buscar atención médica de inmediato. Sin embargo, si el dolor de cabeza no es grave, podemos tratar de reducir nuestro metabolismo basal acostándonos, bebiendo agua y aplicando compresas frías en el área afectada. Además, podemos tomar analgésicos como el ibuprofeno o el paracetamol para aliviar el dolor, siempre y cuando no tengamos problemas de coagulación.

Dolores intestinales

Los dolores abdominales pueden ser muy molestos e incómodos, y es importante conocer las posibles causas que pueden provocarlos.

En general, los dolores pueden presentarse tanto en la parte superior del estómago, como en el intestino delgado y el colon. Las enfermedades e infecciones pueden alojarse en la parte superior del estómago, lo que puede generar dolores y reflujo. En cambio, en la parte inferior del sistema digestivo es donde suelen aparecer los virus y las bacterias, ya que allí es más difícil que puedan sobrevivir debido a la menor cantidad de ácido.

La principal causa de los dolores abdominales puede ser una intoxicación alimentaria. Es importante tener en cuenta si somos alérgicos o intolerantes a algún alimento, ya que consumirlo puede desencadenar una reacción en nuestro cuerpo y generar dolor. Incluso, podemos desarrollar una alergia después de haber consumido un alimento durante mucho tiempo.

Es importante mencionar que el intestino delgado es muy grande, aproximadamente de 23 a 27 pies de largo, y está dividido en varias secciones donde se absorben diferentes nutrientes. Si nuestra digestión es lenta o si comemos en exceso, puede generarse dolor debido al paso lento de los alimentos y a la acumulación en zonas donde ya no hay absorción.

En resumen, es importante cuidar nuestra alimentación y conocer nuestros límites para evitar dolores abdominales. Si estos persisten, lo mejor es acudir a un profesional de la salud para recibir el tratamiento adecuado.

Una de las cosas más importantes a tener en cuenta sobre el intestino es el dolor abdominal, que puede ser causado por procesos inflamatorios. Dos enfermedades comunes relacionadas con esto son la enfermedad de Crohn y la colitis ulcerosa. Aunque estas enfermedades pueden presentarse al azar, en la mayoría de los casos son hereditarias y los síntomas incluyen dolor, cólicos, fiebre y problemas con ciertos alimentos.

Las reacciones pueden variar desde dolor hasta inflamación grave que incluso puede afectar la respiración, como en el caso de las alergias. Por ejemplo, si eres alérgico al yodo, es posible que experimentes hinchazón en la boca después de comer alimentos que lo contengan, como mango, pescado y mariscos.

En cuanto al síndrome del intestino irritable, muchos factores pueden afectar su aparición. El estrés y la ansiedad son dos factores importantes que pueden causar irritación en el sistema digestivo. Si experimentas cólicos y no puedes ir de inmediato al médico, es importante consumir alimentos suaves y en pequeñas cantidades para aliviar los síntomas.

Si necesitas aliviar el dolor abdominal, hay varios remedios que puedes probar. Milanta y Peptobismol líquido son opciones comunes para controlar la acidez. También puedes tomar tés como el boldo, que es muy popular en Argentina, o AlkaSeltzer. Además, hay muchas opciones de medicamentos naturales que pueden ser muy útiles en nuestros países, pero lo más importante es consultar a un médico si los síntomas persisten o se repiten con frecuencia.

Recuerda que la prevención es la mejor manera de evitar problemas futuros.

Si experimentas dolor abdominal con frecuencia, consulta a tu médico para que pueda realizar pruebas e identificar cualquier problema de salud subyacente.

Problemas en la cama

Quería conversar contigo sobre un tema que es muy importante para la salud mental financiera y la relación matrimonial a largo plazo. Me refiero a las disfunciones sexuales, que a menudo afectan a los hombres y pueden requerir intervención profesional médica o psicológica, así como consejería para ayudar a solucionar el problema y mantener la armonía en el matrimonio y la familia.

Es importante destacar que, en los hombres, las disfunciones sexuales pueden ser el resultado de una disminución hormonal conocida como andropausia o "Low T" en inglés. Este proceso comienza en la edad adulta temprana, alrededor de los 35 a 45 años, y puede causar problemas físicos y mentales, así como tensión en la relación matrimonial.

A menudo, la pareja de un hombre que experimenta estas disfunciones sexuales puede sentirse frustrada y cuestionar si hay algo más que está sucediendo, lo que solo empeora la situación. La presión y la ansiedad que esto genera pueden llevar al hombre afectado a la depresión, el abuso de sustancias, y en algunos casos, incluso a abandonar la familia y causar un divorcio.

Es importante que los hombres no nieguen la realidad de la situación y busquen ayuda profesional a tiempo. Por otro lado, las mujeres suelen ser excelentes comunicadoras y, si experimentan una disminución en su deseo sexual, buscarán ayuda o hablarán con amigos o profesionales para encontrar soluciones.

Es crucial recordar que el tratamiento adecuado y la consejería matrimonial pueden solucionar muchos problemas y permitir que las parejas disfruten de una vida sexual satisfactoria hasta bien entrada la edad adulta. Si necesitas más información o asesoramiento, estaré encantado de conversar contigo y ofrecerte productos para hombres y mujeres en mi página web, Hola@doctorjaytorres.net.

Dolores de oído

Los dolores de oído son un problema muy común, especialmente en niños. En la mayoría de los casos, se deben a infecciones del oído medio, que pueden ser virales o bacterianas. Si no se tratan adecuadamente, estas infecciones pueden provocar dolor agudo, disminución de la audición y la acumulación de líquido purulento detrás del tímpano.

Uno de los síntomas más molestos del dolor de oído es la sensación de taponamiento que produce. Esto puede hacer que el paciente se sienta incómodo y con una sensación de presión en el oído. Además, el dolor puede ser especialmente agudo durante la noche, cuando el líquido se acumula detrás del tímpano debido a la posición en la que dormimos.

Para aliviar los síntomas del dolor de oído, es importante tomar ciertas medidas. En primer lugar, se debe tratar la fiebre, si la hay, con analgésicos y antipiréticos. Además, el médico puede recetar gotas anestésicas para el oído, que ayudan a aliviar el dolor. Si la infección es bacteriana, se pueden recetar antibióticos para combatirla.

Además de estos tratamientos, la posición del paciente también es importante. Cuando estamos acostados, el líquido se acumula detrás del tímpano y esto puede aumentar la presión sobre el oído, lo que provoca un dolor más agudo. Por lo tanto, es recomendable que el paciente duerma en una posición en la que el oído afectado no esté en contacto directo con la almohada. Si el paciente es un bebé o un niño pequeño, puede ser útil acurrucarlo en los brazos para aliviar la presión sobre el oído.

Es importante tener en cuenta que, aunque el dolor de oído es un problema común, no siempre es necesario acudir al médico de inmediato. En muchos casos, se pueden aliviar los síntomas en casa con los tratamientos adecuados y esperar hasta el día siguiente para visitar al médico si es necesario. Sin embargo, si el dolor es muy agudo o persiste durante varios días, es importante buscar atención médica para recibir un diagnóstico preciso y un tratamiento adecuado.

Prevención

La higiene siempre es importante. Se recomienda además el consumo de vitamina A.

Lactancia Materna

¿Cuán importante es la lactancia en los infantes y los recién nacidos?

¿Sabías que antes de que el mundo fuera tan moderno y lleno de opciones, dependíamos completamente de la lactancia materna? Era común que algunas mamás no pudieran amamantar a sus bebés debido a enfermedades o problemas con la calidad de la leche. Aunque esto solo afectaba a menos del 2% de la población, la lactancia materna era crucial para el desarrollo de los niños en aquellos tiempos.

En aquellos días, no existían fórmulas lácteas y las mujeres que habían dado a luz se convirtieron en lo que se conocía como "madres lactantes". Estas mujeres amamantaban a los niños de la vecindad y eran una fuente importante de nutrición para la comunidad.

¿Por qué es tan importante la lactancia? Los bebés al nacer solo tienen una inmunoglobulina llamada gammaglobulina, la cual ayuda a su sistema inmunológico. Los bebés no empiezan a producir otros tipos de inmunoglobulinas hasta después de los seis meses, dos años o cinco años, dependiendo del tipo. La inmunoglobulina A es especialmente importante para los niños porque les permite asistir al colegio sin enfermar a la maestra y a otros niños.

La madre transfiere inmunoglobulinas de todas las enfermedades que tuvo a lo largo de su vida a través de la leche materna, lo que brinda una inmunidad muy necesaria al bebé.

Por esta razón, si cuidamos bien a nuestro bebé y lo mantenemos alejado de personas enfermas, es menos probable que se enferme. Pero ¿qué pasa cuando el niño deja de recibir la leche materna? Es importante suplementar el sistema inmunológico de los niños con vitaminas, especialmente hierro y fluoruro, después de los cinco o seis años o incluso antes si es necesario. La mayoría de los suplementos se encuentran en nuestra alimentación, pero en algunos casos puede ser necesario tomar vitaminas para fortalecer el sistema inmunológico.

En resumen, la lactancia materna es esencial para el desarrollo del bebé, ya que le brinda inmunidad a través de la leche materna y lo protege de enfermedades. Si bien la lactancia materna no es siempre posible para todas las mamás, es importante que tomemos medidas para fortalecer el sistema inmunológico de nuestros hijos y les demos las vitaminas necesarias para un desarrollo saludable.

Sangrados espontáneos

Los sangrados espontáneos son aquellos que ocurren sin haber sufrido un trauma directo en la zona. En estos casos, podemos observar sangrados en diferentes áreas del cuerpo, como las encías, los oídos, los hematomas o morados, y en casos más graves, sangrados urinarios, rectales y vaginales.

En el caso de los sangrados bucales, las encías son el área más expuesta que tenemos y, por lo tanto, más propensa a sufrir algún tipo de lesión. Si bien es normal que después de una lesión en la boca se produzca un sangramiento, si esto ocurre de manera recurrente sin haber sufrido un golpe, puede ser un indicio de un problema de coagulación, específicamente de plaquetas bajas.

Las plaquetas son estructuras sin núcleos que se producen en el tuétano de los huesos y tienen la función de reparar la vestimenta de la mucosa del cuerpo, por lo que cada vez que tenemos algún tipo de proceso intestinal, ellas tienen que reparar y esta es su función. Si el número de plaquetas es bajo, el cuerpo se da cuenta y empiezan a haber sangramientos en el cuerpo, porque no pueden hacer su trabajo de reparación.

En cuanto a los hematomas o morados, estos son pequeñas lesiones que ocurren cuando los vasos sanguíneos debajo de la piel se rompen debido a un impacto. Si bien es normal que se produzcan morados después de un golpe, si estos aparecen sin haber sufrido un traumatismo, puede ser un indicio de un problema de coagulación.

En el caso de los sangrados por los oídos, pueden ser producto de una infección o de una lesión en la membrana del tímpano.

Si bien es más común que se produzcan después de un traumatismo, como cuando alguien se clava un objeto en el oído, también pueden ocurrir sin una causa aparente.

Los sangrados urinarios, rectales y vaginales suelen estar relacionados con problemas de coagulación, infecciones o enfermedades de transmisión sexual. En el caso de las mujeres, los sangrados vaginales también pueden estar relacionados con problemas hormonales o con algún tipo de lesión.

Es importante recordar que, si bien muchos de estos sangrados pueden ser normales después de un traumatismo o lesión, si ocurren de manera recurrente sin una causa aparente, es importante consultar a un médico. Además, si los sangrados son abundantes o duran más de lo normal, es importante buscar atención médica de manera inmediata para descartar problemas más graves y recibir tratamiento adecuado.

Recomendaciones

Si necesitas tomar algo para el dolor, te recomendamos siempre optar por Acetaminofén e Ibuprofeno. Te sugerimos evitar el consumo de canela y aspirina. Asimismo, te aconsejamos no utilizar Motrin ni Advil, ya que contienen naproxeno y un pequeño porcentaje de anticoagulante similar al de la aspirina. ¡Cuida tu salud y toma decisiones informadas para sentirte mejor!

Apendicitis

¿Quieres saber cómo detectar un ataque apendicular? ¡Te lo explico todo de manera clara y sencilla!

El ataque apendicular es más común de lo que piensas y puede afectar a cualquier persona, desde los dos años hasta los ochenta. Pero ¿cómo se detecta? Todo comienza con un dolor suave que puede aparecer alrededor del ombligo o incluso en un costado. En raras ocasiones, el dolor puede sentirse en la espalda y el hombro si la apéndice se encuentra en una posición inusual. Sin embargo, en la mayoría de los casos, el dolor se extiende un poco por todo el abdomen hasta localizarse en el área del peritoneo donde se encuentra el colon ascendente.

Pero ¿por qué se produce este dolor? Durante nuestra vida embrionaria y fetal, el apéndice cumple una función muy importante para nuestra inmunidad. Sin embargo, después de nacer, el apéndice se convierte en un órgano ciego que, en muchas ocasiones, se llena de excrementos o de pequeños objetos que no se digieren como las uñas, semillas de fresa o ajonjolí. Estos cuerpos extraños se acumulan y pueden provocar una inflamación e infección que desencadena los síntomas característicos del ataque apendicular.

Entre estos síntomas se encuentran el dolor abdominal, náuseas, vómitos, fiebre y un dolor muy específico al palpar el abdomen. Si experimentas alguno de estos síntomas, es importante que acudas a un profesional de la salud de inmediato, ya que el ataque apendicular puede ser muy grave y requiere una intervención quirúrgica urgente conocida como apendicectomía.

Muchas veces tenemos que correr porque se puede perforar y de ahí es una emergencia médica que se conoce el nombre como Peritonitis.

En términos simples, la peritonitis se refiere a cualquier líquido o infección que se encuentre dentro de la cavidad peritoneal. Esta cavidad alberga muchos órganos importantes, como los intestinos, el hígado, el bazo y el estómago, por nombrar algunos. Cuando esta área se ve afectada por una infección, puede ser muy grave e incluso poner en peligro la vida.

Es interesante saber que esta área también juega un papel importante en la diálisis peritoneal, que se utiliza para limpiar la sangre en ciertas condiciones médicas. Sin embargo, cuando se trata de una infección como la peritonitis, la cirugía es a menudo la única opción para tratarla.

Si sospechas que podrías tener peritonitis, es importante que busques atención médica de inmediato. Aunque puede ser tentador ir a una sala de urgencias, es mejor ir a una sala de emergencias donde puedan realizar diagnósticos precisos y, si es necesario, cirugía.

Recuerda, la peritonitis puede ser peligrosa, ¡así que no dudes en buscar atención médica de inmediato si sospechas que podrías tenerla!

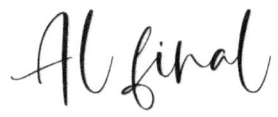

Al final

"Tu Manual de la Salud" es un libro que cambiará tu vida para siempre. Estas páginas ofrecen una guía completa sobre todo lo que necesitas saber para prevenir enfermedades, tener una vida plena, sana y equilibrada. Con un enfoque preventivo, este libro es esencial para todas aquellas personas que buscan cuidar de su salud física, mental y emocional.

Está escrito por el Dr. Jay, experto en el campo de la salud, que ha reunido toda la información necesaria para ofrecer una obra completa que abarca desde los conceptos básicos de una alimentación saludable y la importancia de la actividad física regular, hasta la prevención de enfermedades cotidianas como el dolor de espaldas, los cólicos infantiles y o la ansiedad.

"Tu Manual de la Salud" también ofrece consejos útiles para reducir el estrés, mejorar la calidad del sueño y cuidar tu salud mental. Además, esta obra contiene información detallada sobre cómo detectar y tratar enfermedades comunes, así como la importancia de llevar a cabo exámenes médicos y evaluar tu salud en general.

Con la ayuda de este libro, aprenderás todo sobre nutrición, ejercicios físicos, prevención de enfermedades, bienestar emocional, entre otros temas importantes. En la sección de nutrición, aprenderás sobre la importancia de una dieta equilibrada y cómo seleccionar los alimentos adecuados para mantener un cuerpo sano y lleno de energía.
Este libro te enseña cómo identificar el estrés y la ansiedad, así como estrategias efectivas para reducirlos y promover la salud mental y emocional.

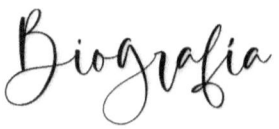

Biografía

El Doctor Julián Torres Eljaiek nació el 29 de noviembre de 1955 en Santiago de Cuba. En 1968 llega Estados Unidos a cursar sus estudios de secundaria, graduándose en 1974 ingresando enseguida al Miami Dade College. De allí, ingresó a la Universidad de Miami donde obtuvo un Bachelor en Ciencias.

En 1979 comenzó sus estudios en la Universidad del Este en San Pedro de Macori, República Dominicana donde se graduó con honores, siendo presidente de la clase y al tiempo que adquirió numerosos reconocimientos.

Más tarde, se licenció para ejercer la medicina en Estados Unidos y trabajó en áreas de implementación de equipos médicos. Posteriormente, se especializó en pediatría.

Ha trabajado en distintas instituciones hospitalarias, como jefe de cirugía general y jefe de médicos residentes hasta que en 1992 abrió su práctica privada en la ciudad de Miami como médico pediatra. Desde hace varios años, se ha dedicado a la medicina preventiva y el trabajo comunitario para promover la salud colectiva.

Finalmente, aprenderás sobre la importancia de realizar exámenes de salud regularmente y cómo interpretar los resultados. También se incluyen consejos para encontrar al Dr. Jay y al Dr. David para que la buena nutrición te cure.

En resumen, "Tu Manual de la Salud" es una guía completa y práctica que te ayudará a mejorar tu salud y bienestar en todos los aspectos de la vida. Con este libro, tendrás todo lo que necesitas saber para tomar las decisiones correctas para tu salud y disfrutar de una vida plena y sana. A través de este manual, aprenderás cómo prevenir enfermedades, cuidar de tu cuerpo y mente, y cómo llevar una vida saludable y equilibrada en el largo plazo.

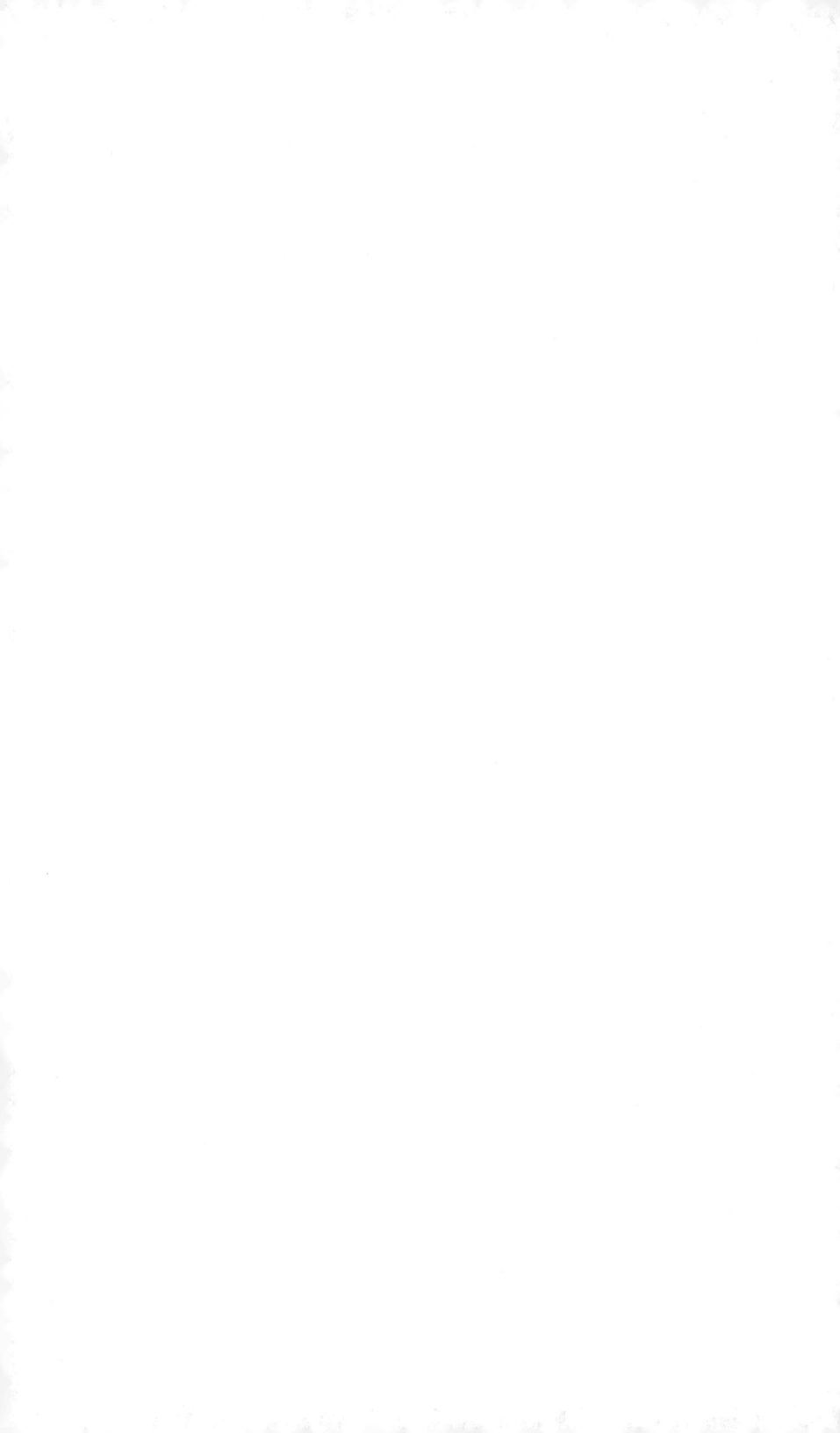